AF310282

LA

VIVISECTION

DEVANT

LA CONSCIENCE PUBLIQUE ET LA PROTECTION LÉGALE

PAR

HENRI LA SERRE

Administrateur de la Société Protectrice des Animaux
Membre de plusieurs Sociétés savantes

> « Il ne faut pas verser capricieusement le sang et prodiguer la douleur, et celui qui interprète les mystères de la vie, doit avoir l'esprit élevé, l'âme miséricordieuse et les mains innocentes. »
>
> LITTRÉ.

PARIS

E. DENTU, ÉDITEUR,

LIBRAIRE DE LA SOCIÉTÉ DES GENS DE LETTRES
PALAIS-ROYAL, 15, 17, 19 GALERIE D'ORLÉANS

—

1882

LA VIVISECTION

DEVANT

LA CONSCIENCE PUBLIQUE ET LA PROTECTION LÉGALE

Paris. — Imp. Paul Dupont (Cl.)

LA
VIVISECTION

DEVANT

LA CONSCIENCE PUBLIQUE ET LA PROTECTION LÉGALE

PAR

HENRI LA SERRE

Administrateur de la Société Protectrice des Animaux
Membre de plusieurs Sociétés savantes

> « Il ne faut pas verser capricieuse-
> ment le sang et prodiguer la douleur,
> et celui qui interprète les mystères de
> la vie, doit avoir l'esprit élevé, l'âme
> miséricordieuse et les mains inno-
> centes. »
>
> LITTRÉ.

PARIS

E. DENTU, ÉDITEUR,

LIBRAIRE DE LA SOCIÉTÉ DES GENS DE LETTRES

PALAIS-ROYAL, 15, 17, 19 GALERIE D'ORLÉANS

1882

Propriété

à

PACHA

MON CHER ET FIDÈLE COMPAGNON

et

AUX BEAUX JOURS QUE L'AMITIÉ A CONSACRÉS

Je dédie ces pages

H. L.

LETTRE A UN SOCIÉTAIRE

Paris, ce 7 Septembre 1882.

Mon très honoré Collègue,

Je vous destinais ces pages dès le soir même de notre réunion d'Août ; mes occupations m'en ont fait différer l'envoi.

Votre appréciation, devant l'Assemblée, d'une remarque que les circonstances m'avaient amené à faire, relativement à plusieurs Membres de notre Conseil, comme, aussi, de ma manière d'envisager la question de la Vivisection, telle qu'elle se pose, aujourd'hui, devant nous, me paraît réclamer une explication.

Je viens vous la donner, sans amertume pour personne, pas plus pour le Conseil que pour vous, mais je vous la donnerai sans réserves aussi, parce que la cause des animaux, tout autant que ma propre dignité, me fait une loi de parler.

Et d'abord, mon très honoré Collègue, si j'avais à me disculper d'avoir dérogé, en quoi que ce soit, aux devoirs professionnels, lorsque je déclarai que, sur 15 Membres du Conseil réunis, 9 avaient voté en faveur d'un vivisecteur juré, je n'aurais qu'à m'appuyer sur la tradition qui nous présente le Conseil actuel n'existant, en grande partie, que par suite du juste soulèvement que suscitèrent, au sein de l'Assemblée, les révélations faites, l'an passé, par plusieurs Membres du Conseil d'alors, sur les agissements de ce dernier à l'égard de la Commission nommée par l'Assemblée elle-même, pour la revision des Statuts de notre Société, revision à laquelle j'eus l'honneur de prendre part.

Aucun ami du progrès, j'entends, de la mise en œuvre de nos théories humanitaires, n'a songé, à cette époque, à élever la voix contre les révélateurs de menées malsaines, non plus qu'à leur lancer un blâme qui ne convient qu'aux détracteurs maladroits, qu'à d'infâmes délateurs.

C'est que, la vérité, qui peut bien ne pas toujours être à propos, a, cependant, des heures où elle s'impose.

Tel était le cas, le jeudi, 17 Août dernier.

Et, pourtant, comme vous allez le reconnaître, j'ai été plus que modeste dans l'énoncé d'un fait aussi capital que celui en question, pour peu que nous prenions au sérieux notre guerre contre la

Vivisection, et les garanties nécessaires pour la mener à bonne fin.

Ce fait qui, en droite logique, était l'affirmation la plus éclatante des principes de la Vivisection, représentés dans la personne de l'un de ses plus chauds partisans, comment l'ai-je dénoncé à l'attention de notre Société, sinon de la manière la plus générale, sans indication de noms, me bornant simplement au nombre que je trouvais assez éloquent par lui-même, alors que l'exemple de Cicéron vis-à-vis d'un de ses collègues, le « *Caveant Consules* » qui appartient à tous les âges, et qui est la condition *sine quâ non* du progrès, que dis-je, de la vie de toute société, m'autorisaient à attaquer carrément, et sans tant de mesure, la majorité du Conseil qui n'avait pas craint, elle, d'applaudir, par son vote, à un fougueux vivisecteur.

Quelles sont, quelles doivent être, en définitive, nos vues à l'égard de la Vivisection ?

Il n'en faut à aucun prix, dites-vous ? Fort bien, nous voilà dans notre rôle de protecteurs.

Mais que penser, si, à côté de ces théories si pleines d'humanité, on nous voit revendiquer comme collègue et comme frère, un homme qui professe la science infernale de la Vivisection !

A-t-il donc été adopté pour tous, excepté nous,

le proverbe : « *Dis-moi qui tu hantes, je te dira*
qui tu es. »

Et, quelle confiance aurons-nous dans le com-
bat, quand nous saurons que ceux sur qui nous
comptons pour nous conduire, sont les premiers
sur qui devraient tomber nos traits !

Or, sous quel jour s'est montré, dans une cir-
constance aussi grave que celle qui touchait
M. Laborde, comme Membre du Conseil d'Administration de la Société Protectrice, l'esprit de
cette majorité que je visais devant vous, sans le
désigner autrement ?

Le vote favorable dont le célèbre vivisecteur a
été l'objet, ne l'indique-t-il pas clairement !

Si les chiffres parlent, il faut bien avouer que
les voix, dans un vote surtout, ont aussi leur éloquence.

Voilà donc qu'un Conseil, composé d'hommes
qui, en tant qu'Administrateurs de la Société, ont
à sauvegarder les intérêts les plus chers des animaux, sur 15 votants, présente 9 adeptes, sinon
de la Vivisection proprement dite, du moins,
d'un des plus zélés promoteurs de la Vivisection.

Que penser, encore une fois, de telles anoma-
lies ? Et, de pareilles tendances peuvent-elles
rester inconnues à ceux de qui relève un tel Conseil ?

Non ! mille fois non ! ou je m'abuse.

Et la cause de la Protection n'a-t-elle pas plus à bénéficier d'une telle révélation, que de celles d'injures personnelles, telles que nous présentent les déclarations faites en Assemblée Générale par des Membres de l'ancien Conseil, déposant contre tel et tel de leurs Collègues coupables d'attaques grossières contre l'honneur et la dignité des Membres de la Commission de Revision ?

Qui, de bon compte, pourrait en doûter ?

Est-ce parce qu'il a plu, un jour, à un Secrétaire Général de notre Société, de traiter d'ignoble cette même Commission, parce que les décrets de celle-ci ne répondaient pas aux vues de celui-là, est-ce à dire, pour cela, que les animaux en aient souffert davantage ?

N'ont-ils pas, au contraire, les pauvres, tout à craindre d'un Conseil qui pactise ainsi avec la Vivisection ?

Il ne faut pas être bien fort pour le comprendre.

Mais que direz-vous, mon très honoré Collègue, quand vous connaîtrez le mot de la fin.

Dans votre lettre du 16 Août dernier, que je conserve religieusement, tant elle s'accorde avec mes principes, ne parlez-vous pas « *d'hommes qui se prennent eux-mêmes au sérieux ?* »

Or, qu'eussiez-vous fait, à ma place, vous qui, comme moi, avez la foi de vos convictions, si vous vous étiez trouvé dans les circonstances qu'indique l'exposé suivant?

Nul doute que vous n'eussiez été plus sévère que moi, je veux dire, plus sincère auprès de l'Assemblée.

Me reportant à la matinée du jour même où nous devions entendre M. Laborde, et statuer sur son maintien parmi nous, ou sa radiation du Conseil, nous nous trouvâmes 5 Membres de l'Administration, notre Président en tête, en visite chez M. le Préfet de Police.

Pendant que nous faisions antichambre, on vint à causer de la question à l'ordre du jour.

Tous, encore sous le coup des faits profondément immoraux, dont le Trocadéro venait d'être le théâtre, nous fûmes unanimes à reconnaître qu'on ne pouvait conserver plus longtemps au sein du Conseil, non seulement un adepte de la Vivisection, non seulement un maître ès l'art de découper vivants de pauvres êtres garrottés, sanglés, mis, en un mot, par toutes les voies possibles d'immobilisation extérieure, dans l'impossibilité de se défendre; mais, encore, un homme endurci, à ce point, dans ses pratiques sanglantes, d'aller en faire l'objet d'un spectacle public.

A mon grand regret, je ne pus me rendre à temps à la réunion de l'après-midi. J'arrivai quand M. Laborde venait de terminer l'exposé de ses vues en matière de Vivisection.

Je fus fort déconfit en présence de l'impression qu'avaient produite dans nos rangs les explications du savant physiologiste.

J'essayai, par quelques paroles convaincues, de détruire un effet malheureusement trop réel.

Je sentis bien que ma voix n'avait que très peu d'écho.

« *Ah! que ne l'avez-vous entendu!* » me disaient les uns. « *Surtout ne votez pas contre lui!* » conseillait un autre.

J'ai voté contre M. Laborde vivisecteur, et je m'en fais gloire, alors que, moi-même, séance tenante, et, un mois plus tard devant l'Assemblée, lorsque j'annonçai sa démission, je l'ai publiquement honoré, et, avec lui, la science, des hommages que tout savant a le droit d'attendre de ceux qui reconnaissent une valeur à l'intelligence, à celle surtout qui puise son développement dans une vie d'étude.

Et, maintenant, qu'il me soit permis d'ouvrir une parenthèse.

M. le Président, répondant aux paroles de mon allocution que visait votre blâme, mon très honoré Collègue, trouva étrange, qu'après avoir demandé, lui-même, le vote à main levée, alors que l'avis de la majorité fut qu'il y aurait scrutin se-

cret, on pût venir, à cette heure, critiquer ce qu.
s'était passé, au sein du Conseil. Évidemment.
notre excellent Président oubliait que plusieurs
d'entre nous, et j'étais du nombre, avaient vivement repoussé l'emploi du scrutin secret ; que, par
suite, il n'y avait rien d'anormal que le résultat
en pût être hautement critiqué.

Qui ne verrait, en effet, dans ce seul mode de vote,
combien les sentiments de la majorité étaient, d'a-
vance, gagnés à la cause de M. Laborde, alors que
ceux qui les partageaient, les trouvaient, eux-
mêmes, si peu protecteurs, qu'ils éprouvaient le
besoin de s'environner de mystère.

Rentré chez moi, après ce vote inénarrable,
j'écrivis à mon Président, pour le prier de me faire
inscrire à l'ordre du jour de la prochaine Assemblée Générale appelée à se tenir en Août, afin d'y
traiter la question : « *Du rôle de la Société Protectrice des animaux en présence de la Vivisection.* »

Ma lettre, polie, mais pressante, obtint la réponse suivante qui, n'étant pas confidentielle, me
laisse le pouvoir d'en user, au plus grand avantage
de ma cause :

« *Mon cher Collègue,*

Je suis enchanté que vous preniez l'initiative
« *Du rôle de la Société en présence de la Vivi-*

section, » et, vous serez inscrit, croyez-le bien, en tête de la liste, pour la prochaine séance.

Personne ne saurait, mieux que vous, dire les choses les meilleures sur un sujet aussi important, sans cesser d'être digne et réservé à l'égard d'un collègue absent.

Je compte me rendre auprès de lui, demain, pour lui demander sa démission de membre de la Société, au nom du repos de nos consciences, vis-à-vis de nous-mêmes, de l'harmonie et de la bonne tenue de nos assemblées.

Mille amitiés affectueuses.

FÉRY D'ESCLANDS. »

Cette lettre, digne de l'homme distingué qui nous dirige, était sincère, et représentait exactement les convictions de son auteur.

Mais il faut remarquer ici, mon très honoré Collègue, que, cette démission, je l'avais publiquement demandée de M. Laborde, dans notre Conseil, alors que la majorité, qui lui fut si favorable, parlait, ni plus ni moins, que « d'*expulsion* » ou de maintien.

Était-ce là un moyen d'intimidation? Je n'en sais rien, je n'ai pas même à m'en préoccuper. Mais, ce que j'ai le droit de reconnaître, ce que tout le monde reconnaîtra avec moi, c'est que, si l'on considère la valeur personnelle de l'homme

en cause, le mot « *expulsion* », si peu parle-
mentaire en soi, suffisait, à lui seul, pour assurer,
parmi nous, le maintien du célèbre vivisecteur.
Et, cela, d'autant plus, ce que je vous prie de remarquer en passant, que M. Laborde avait signi-
fié ne vouloir donner sa démission à aucun prix,
préférant, comme il le laissa entendre, passer par
les rigueurs de l'expulsion.

Je fis de nouvelles instances. Je représentai à
mes Collègues combien il serait peu digne, tant
de l'homme en présence, que de nous, de pro-
noncer son expulsion.

Tout ce que je pus obtenir fut, qu'au lieu d'expulsion, on voterait sur l'exclusion. De sorte, qu'au
lieu de traiter M. Laborde, comme un malfaiteur,
on devait se contenter de l'envisager comme un
homme simplement indigne de siéger parmi nous,
ce qui n'était déjà pas trop flatteur pour la partie
intéressée.

Mais, du reste, qu'importait à la majorité la
valeur des mots ? Elle savait bien, d'avance, ne
pas faire à un homme éminent l'injure de le com-
parer à un mécréant. Elle lui réservait ses suffra-
ges, elle les lui donna.

Le tour était habile, le vivisecteur triompha.

Il triompha cet homme qui torture la nature
dans ce qu'elle a de plus touchant ! pour qui les
horreurs d'un martyre lent et savamment pré-

paré ne sont que bagatelles ! Il triompha cet homme qui a vu couler tant de larmes réelles, sans que son cœur en fût ébranlé ; sans que sa main, désarmée par le remords, à défaut de la pitié, abandonnât le scalpel ! Il triompha, mais je laisse à la conscience publique le soin de décider si ce fut à la gloire de ses partisans.

Et, comprenez-moi bien, mon très honoré Collègue, en employant ce langage, je me place dans la condition du protecteur des animaux, dont le devoir se borne à ce qui intéresse ses clients. Car, pour mon propre compte, c'est-à-dire, en dehors de la question vitale de Protection, dans laquelle je désire, ici, me renfermer exclusivement, j'estime que l'on doit se trouver fort honoré de la compagnie d'un homme du calibre de M. Laborde.

Reprenant mon sujet, il était clair que le vote du Conseil ne devait pas satisfaire l'Assemblée.

Elle s'était finalement et distinctement prononcée, dans la séance qui le précéda, contre le maintien de M. Laborde, comme Administrateur, et, j'avais eu, en ma qualité de Président *par intérim*, à enregistrer ses actes.

La situation était tellement tendue, que notre Président, avec le tact qui le distingue, dut probablement réagir sur cette majorité égarée.

J'ignore ce qui se passa ; mais, ce que je constate, c'est que, le surlendemain du vote que j'incrimine à bon droit, la réponse de M. le Président à ma lettre, m'annonçait, sans ambages, qu'on s'était finalement rallié à ma demande de démission de l'éminent physiologiste.

Or, on s'en souvient, M. Laborde avait énergiquement refusé de donner sa démission. Il n'a pas fallu moins d'un mois, paraît-il, pour l'obtenir.

Voilà bien un triomphe, et un triomphe, cette fois, qui sauve le prestige de notre Société, en tant que Société Protectrice ; mais, de grâce, est-ce bien à la majorité du Conseil de s'en prévaloir.

Vous venez de voir, mon très honoré Collègue, par quelles péripéties il a fallu passer pour en arriver à ce résultat important ; les vicissitudes étranges que cette démission a eu à essuyer avant d'aboutir ; et, certainement, pour celui qui était au courant, il a dû, suivant le langage du poëte, contenir son rire, en voyant notre Conseil se faire fort de cette démission pour venir témoigner publiquement, comme il l'a fait à l'Assemblée Générale, de son zèle contre la Vivisection.

C'est ainsi que, s'emparant de mon œuvre pour se couvrir pompeusement aux yeux de l'Assemblée contre tout blâme prévu ou imprévu, les Membres que j'ai forcément désignés, bien qu'en gros, comme partisans de M. Laborde, ont triomphé sur moi, à la Séance Générale du mois d'Août dernier.

Et, ce triomphe a été d'autant plus facile, que votre blâme, mon très honoré Collègue, attirant sur mon caractère une sorte de défaveur, a donné le change, en faisant passer pour victimes ceux que la vérité condamnait par ma bouche.

Je parlais, tout à l'heure, d'Horace ; ce n'est pas la première fois, je dois le dire, que j'ai eu l'occasion de me rappeler le « *vos non vobis* » de Virgile, depuis que j'ai l'honneur d'appartenir à notre Société.

Ces considérations, j'en suis persuadé, suffiront pour vous faire revenir sur l'impression qu'a pu vous causer ma déclaration, si simple qu'elle fût, à l'Assemblée. Peut-être, même, vous aideront-elles à me juger plutôt modéré que sévère dans ma conduite, moi qui pouvais enrichir ma remarque de commentaires féconds, peut-être, en excellents résultats pour l'avenir de notre ligue antivivisectrice.

Je ne l'ai pas fait, par délicatesse.

Mon but, exclusivement protecteur, a été de donner à entendre à l'Assemblée, sans le lui dire, qu'aussi longtemps qu'elle enverra au Conseil tant de Vétérinaires, elle est sûre que sa cause, dans la question de Vivisection, sera gravement compromise.

Il n'est pas de Vétérinaire, en France, qui ne supporte encore amèrement, à cette heure, le souvenir de la noble et terrible guerre que l'Angleterre vient, à peine, d'achever contre les excès condamnables de nos Écoles Vétérinaires, de celle d'Alfort, en particulier, en ce qui concerne la Vivisection.

Tous savent que, malgré les déclarations et les assurances de l'honorable M. Bouley, il reste encore attaché à leur Ordre, comme un stigmate de réprobation, pour avoir trempé leurs mains dans un sang innocent, versé à flots au milieu de tant de tortures et d'angoisses.

Ces Messieurs seront toujours nos adversaires jurés.

C'est ce qui vient de se voir, à l'occasion du vote si favorable à M. Laborde, alors que, sur 15 votants, un *cinquième* se trouvait composé de Vétérinaires.

Que l'on suppose ce *cinquième* autrement formé, n'est-il pas plus que probable que le résultat eût été tout différent ?

Et cela ne donne-t-il pas sérieusement à réfléchir à quiconque d'entre nous qui, convaincu de l'injustice des excès qui ont été s'accroissant, de jour en jour, au plus grand préjudice de la cause de l'humanité, a juré de tout faire pour aider à la suppression de la Vivisection ?

Voilà, certes, des faits tout palpitants d'éloquence; un avenir que le présent ne saurait garantir. Comment, après cela, trouver un blâme pour celui qui a le courage de jeter le cri d'alarme, en appelant l'attention des vrais amis de la Protection sur des tendances aussi néfastes ?

Si mes sentiments pour mes Collègues de l'Administration ne m'ont point permis d'être aussi explicite que j'avais lieu de l'être devant l'Assemblée, des considérations d'un ordre essentiellement protecteur appellent, aujourd'hui, à la discussion.

Voilà pourquoi je parle, alors que j'aurais voulu me taire; et, mon langage, tout en ne s'écartant pas de la modération et du droit, suffira, je l'espère, pour redresser des opinions que je considère comme nuisibles à notre cause.

Ce que je tiens donc à relever, surtout, dans ces pages, c'est que votre intervention, mon très honoré Collègue, dans des circonstances où, comme je l'ai démontré, la tradition et l'importance des faits justifiaient amplement ma conduite, cette intervention, dis-je, passant du blâme personnel à la critique de mes arguments sur la Vivisection, a, par ses appréciations, jeté dans les esprits un trouble d'autant plus regrettable, qu'il tendrait, si je n'y prenais garde, à infirmer, à l'avenir, l'influence de ma parole auprès des nôtres, et, par suite, à paralyser mes efforts dans notre lutte contre la Vivisection.

Ce jugement, loin d'être exagéré, ne s'est que trop vérifié, séance tenante, par l'énergie toute belliqueuse que j'ai surprise, à la suite de votre exposé, dans plusieurs de mes Collègues du Conseil, de ceux-là, précisément, qui s'étaient montrés les plus chauds partisans de M. Laborde, et qui, maintenant, ne pouvaient entendre parler du moindre accommodement avec la science, dans la question de Vivisection.

Ils n'en revenaient pas, par exemple, que j'aie pu proclamer hautement l'hommage que la Société Protectrice saura rendre, en tous temps, à la science, alors même qu'elle se croirait obligée d'intervenir, dans le cas où celle-ci empièterait sur les droits de l'humanité.

Ils ne comprenaient pas davantage que, pour assurer le plein succès de notre croisade, ce qui, vu l'état des choses, ne se peut logiquement qu'à condition de concessions mutuelles, j'aie été amené à déclarer que, tout en repoussant la Vivisection en général, tout en travaillant à l'abolir, et, précisément afin d'arriver à l'abolir, un jour, radicalement, nous saurions, toutefois, reconnaître aux seuls physiologistes de renom, et on les compte, tellement ils sont rares, le droit de faire certaines expériences réfléchies, longuement mûries d'ayance, sur des animaux d'un ordre inférieur, à l'exclusion complète des bêtes de somme, du cheval en tête, du chien, du chat, du bétail en général, ainsi que des petits des animaux quels qu'ils soient, dès que les intérêts de la race humaine y trouveront leur compte.

Oui ! en vérité, j'ai dit ces choses à notre public ; et, loin de les désavouer, ces doctrines, moi qui pâlis à la vue du sang ; moi qui vois tout mon être se soulever à la pensée des tortures, de quelque part qu'elles viennent ; de celles, surtout, qui s'adressent à des êtres incapables, du moins, de maudire leurs bourreaux ; je les proclamerai partout où l'occasion s'en présentera, parce que, malgré mes préférences pour l'animal sans raison, sur l'homme qui en abuse, j'estime, cependant, que la santé, la vie de mes semblables, vaut bien la vie d'un pourceau ou d'un rat.

Que l'on supprime complètement et sans retour, dans les Écoles Vétérinaires, l'usage de la Vivisection qui ne s'y exerce qu'en vue de former la main des étudiants, uniquement dans un but ultérieur purement vénal, puisque, comme nous l'enseigne M. Bouley en personne, « *l'animal que l'on soigne dans sa clientèle est une propriété,* » rien de plus juste.

J'ai demandé à l'Assemblée d'unir ses efforts aux nôtres pour extirper des officines de ces

Ecoles, jusqu'au dernier vestige des expériences infâmes qui, trop longtemps, pour l'honneur de notre Société, s'y sont pratiquées sur la plus vaste échelle.

Vous avez cru devoir, mon très honoré Collègue, tranquilliser cette même Assemblée, en affirmant que la Vivisection a disparu des Écoles Vétérinaires. Vous avez parlé, bien certainement, d'après vos convictions, uniquement préoccupé que vous étiez de rendre à la vérité les droits qui lui appartiennent quand même. Mais, il est de fait que, si l'on n'éventre plus, ainsi que cela se pratiquait naguère, de pauvres chevaux vivants, pour en mettre les entrailles à nu, afin de les étudier, pièce par pièce, et dans les plus minutieux détails, tandis que l'œil agonisant de la victime semblait demander grâce à ses durs bourreaux, il est de fait, dis-je, que la pose des sétons, les saignées, la trachéotomie et le trépan, sont actuellement pratiqués, dans ces Écoles, sur des sujets qui n'ont d'autre maladie que la vieillesse, ou qui, par suite d'accidents, sont impropres au service.

Que des lois sévères interdisent absolument les expériences qui se rattachent à la Vivisection, soit dans nos Collèges Universitaires et autres, soit dans des Séances Publiques telles que celles du Trocadéro, c'est ce que j'ai demandé également à l'Assemblée de réclamer sans délai.

Que tout particulier qui serait reconnu comme se livrant à des recherches scientifiques par les moyens barbares que je vise, soit l'objet de poursuites judiciaires, c'est justice, l'humanité le veut ainsi.

Donc, nous sommes d'accord en tous ces points; mais le terrain qui nous divise, c'est celui du compromis, j'entends, par là, des concessions à la science, sans lesquelles notre besogne sera temps perdu.

Or, je viens vous dire ceci, et je voudrais que ma parole retentisse jusqu'au bout du monde : si l'on discute à des hommes de la trempe des Claude Bernard et des Paul Bert, le droit de s'éclairer dans les limites, d'ailleurs, que la justice et l'humanité prescrivent, et que j'ai indiquées, précédemment; moi, encore une fois, ennemi déclaré du sang versé, me plaçant au chevet d'un père, d'une mère, d'un ami, que dis-je ? du dernier de mes semblables que je vois agonisant, sans pouvoir le secourir, sans pouvoir ranimer en lui cette étincelle de vie qui va disparaître, alors que le sacrifice d'un être, pris d'entre les créatures indifférentes ou nuisibles, eut pu prolonger ses jours, je déclare que nous devenons plus inhumains encore que ceux que nous combattons.

Oui ! respectons les animaux domestiques, comme nous respectons de bons et dévoués serviteurs. Dieu, la nature, notre dignité même, le réclament de nous.

Épargnons, surtout, ces êtres supérieurs d'entre les inférieurs, que leur intelligence, leur fidélité, leur vaste et touchante aptitude à l'attachement pour l'homme, indépendamment des bons offices qu'ils lui rendent, recommandent tout particulièrement à notre sympathie, à notre protection.

Mais ne nous égarons pas.

La nature, si libérale et si variée, ne se borne pas aux espèces que je distingue. Bien que tout contribue à l'harmonie universelle dans la création, et que, par suite, chaque être y soit à sa place, il en est, cependant, sur lesquels une vindicte que motivent les circonstances, semble s'être plus particulièrement appesantie ; et, si d'une part, l'humanité nous défend de les faire souffrir inutilement, ces êtres, alors que, de l'autre, notre intérêt réclame leur destruction ; l'humanité doit faire place à la science, lorsque cet intérêt repose sur la santé et la vie de nos semblables.

Que les savants soient plus exposés que quiconque à s'égarer, le « *Scientia inflat* », a été vrai de tous les temps.

C'est cet orgueil que j'ai reconnu et stigmatisé, moi-même, en pleine Assemblée, lorsque j'ai déclaré que, si j'étais théologien, je démontrerais que la science est l'antagoniste de Dieu, alors que, membre de la Société Protectrice, mon rôle se borne à la dénoncer comme l'antagoniste de la nature sensible, du moment où celui qui la cultive voit les horizons qu'elle lui découvre, sans limites pour sa raison.

C'est, précisément, à cette heure d'exagération, lorsque commence cette hallucination fébrile du savant, qui, pour vouloir trop approfondir, perd de vue sa conscience, et ferme l'oreille à son cœur, c'est alors, dis-je, que l'action de notre Société s'impose. C'est alors que nous devons intervenir, sans acception des personnalités, avec cette noble indépendance que donne l'acquit de son devoir, et résolus à faire agir énergiquement tous les ressorts que nous avons en main.

Aussi, est-ce avec raison que, marchant sur les traces des Fleming et des Cowie, de ces infatigables pionniers de l'humanité outragée par le fort contre le faible, par l'homme doué de raison contre l'être qui n'a en partage que la souffrance, la patience et l'amour, notre Société, profondément émue des excès de la Vivisection, telle qu'elle se pratique, de nos jours, en France, voire même à notre porte, est décidée à en appeler contre de tels actes, et, au besoin, à opposer la loi Grammont, qui tient sa place dans notre Code tout aussi amplement qu'aucune loi française, à des pratiques qui ne sauraient invoquer de loi dans l'espèce, et qui, de plus, appellent sur elles la réprobation générale.

Je conclus, donc, avec vous, mon très honoré Collègue, que la Vivisection tombe sous le coup de la loi dont nous sommes les dépositaires, et que nous devons faire respecter.

Je dis avec vous, et avec tous les vrais protecteurs, qu'il faut que la Vivisection disparaisse de nos mœurs, où elle s'est ancrée d'une manière effrayante et bien peu flatteuse pour notre siècle, pour ceux, surtout, qui y ont mis la main.

Jamais, en effet, je n'admettrai qu'un savant comme Magendie, puisse impunément sacrifier, au dire de Flourens, 4,000 chiens, pour prouver qu'il s'était trompé dans le résultat de recherches qui lui en avaient, déjà, coûté 4,000 autres.

Jamais je ne placerai la gloire de Claude Bernard dans les robinets de Fistulard, non plus que la haute célébrité de Paul Bert dans l'aphonie du pauvre gardien de la Sorbonne.

Mais, autre chose, les tortures en vue de recherches stériles ; les cruautés, basées sur des raisons de commodité ; le sang, sur l'avidité d'un nom, d'une fortune ; autre chose, aussi, l'indispensable devant les intérêts de l'espèce humaine.

Or, cet indispensable que je reconnais jusqu'à preuve du contraire, tout autant que je constate l'importance de la conservation de la santé, de la prolongation de l'existence chez l'homme, laissons-le à qui de droit.

Que les physiologistes autorisés le cherchent dans la classe des êtres que j'ai spécifiés, et qui ne sauraient intéresser directement notre sollicitude.

Faisons, comme on dit, la part du feu.

Pour sauver nos amis, ayons le courage de sacrifier nos ennemis, et nous resterons des protecteurs dans la force du terme; bien mieux, nous nous montrerons des protecteurs sensés, et, alors, on nous écoutera.

Ah! si nous pouvons démontrer par a $+$ b, car c'est là le problème, que la Vivisection n'a eu pour résultat, jusqu'ici, que de vains égorgements, que d'inutiles hécatombes élevées à l'orgueil humain, à la basse convoitise des hommes, alors nous aurons le droit de refuser, voire même, le rat ridicule de la fable, à l'avidité de ceux que nous combattons.

Si nous pouvons, par exemple, prouver que ce n'est pas à la Vivisection que Harvey a dû la découverte de la circulation du sang; Blondot, la connaissance précise des phénomènes de la digestion; Claude Bernard, des démonstrations savantes sur l'analyse des sucs gastriques et sur le système nerveux, démonstrations dont la science thérapeutique se flatte d'avoir tiré les plus grands avantages; si les Ch. Bell, les Muller, les Valentin, les Longet, les Flourens, et *tutti quanti,* ont simplement trompé notre bonne foi, à la façon des aruspices antiques, pour se poser dans l'opinion; alors, le sort de la Vivisection est prononcé, son règne doit certainement finir.

Nous aurons le droit, alors, de renvoyer les physiologistes, non seulement de nos Conseils, mais aussi, et surtout, de leurs laboratoires profanés par le sang des martyrs, car, le martyre ne s'adresse pas seulement à l'homme, mais à tout être que Dieu a créé pour vivre, et que l'homme détruit sans raison.

Nous les renverrons, ces usurpateurs du droit divin, qui seul préside à la vie, qui seul doit présider à la mort, nous les renverrons, dis-je, aux expériences plus pacifiques des augures d'un autre âge.

Voilà quelle sera notre victoire. Mais, encore une fois, où sont nos armes pour l'obtenir? Et, si nous les avons, pourquoi tardons-nous tant à nous en servir?

Je m'arrête dans la tâche que je me suis tracée. Elle était double.

J'avais à détruire une fausse conception de mes actes, tout autant qu'à assurer le succès de notre ligue antivivisectrice, en rappelant à ses généreux partisans les règles que la sagesse impose et que l'enthousiasme fait trop souvent perdre de vue.

J'espère avoir convaincu.

Chemin faisant, j'ai nommé, dans ces pages, notre honoré Président, parce que je ne pouvais être clair sans le faire intervenir.

Pour éviter toute équivoque, je désire qu'il soit bien compris que j'ai pour lui, personnellement, l'estime qui revient, de droit, à l'homme courtois et affable, et je suis heureux, ici, de pouvoir déclarer, *de visu*, que notre Société possède, en son chef, un appui capable et dévoué, qui, mieux que personne, est à même de servir puissamment notre œuvre dans les hautes sphères, et qui, jamais, n'a laissé passer l'occasion d'agir dans ce sens.

Nous lui devons déjà beaucoup; son dévouement nous donne lieu d'attendre ce *plus* que le temps amène toujours, quand le bon vouloir est uni à la persévérance.

Je tromperais ma pensée, si je ne rendais également justice à notre Conseil que j'ai paru attaquer.

Ce n'est pas lui, en réalité, que je combats, ici, mais bien, un entraînement dont j'ai eu lieu de redouter les conséquences pour la Protection.

La justice m'oblige à dire, et la tâche m'en est bien douce, qu'il serait difficile de trouver, en somme, des travailleurs plus zélés pour notre œuvre. Je dis des travailleurs, car, chez nous.

on travaille, et les animaux, s'ils pouvaient parler, diraient qu'ils en savent quelque chose.

On peut bien différer d'opinion, comme dans le cas qui a motivé ces pages, mais, dès que le cœur est bon et les intentions honnêtes, on finit, toujours, par s'entendre et se serrer la main.

C'est, là, l'esprit qui a toujours régné parmi nous, jusqu'ici, et je regrette vivement qu'un incident, qui m'atteignait personnellement dans une question qui m'est chère, ait pu l'altérer un moment.

S'il sort de ces pensées quelque bon résultat pour notre cause, c'est à vous que je le devrai, mon très honoré Collègue; aussi, veuillez croire, non à un ressentiment qui ne saurait exister en moi, mais bien, à toute ma reconnaissance pour m'avoir procuré l'occasion d'appeler, à mon tour, au tribunal de la conscience publique, la question vitale de la Vivisection.

Agréez, je vous prie, mon très honoré Collègue, l'assurance de mon parfait dévouement.

H. LA SERRE

10, Avenue Kléber.

Paris. — Imp. Paul Dupont (Cl.) 71.10.82